NOUVELLES RECHERCHES

SUR

L'ACIDITÉ DE L'URINE

A l'État physiologique et dans la Fièvre

PAR LE DOCTEUR

HUBERT ÉTEVENON

LYON

IMPRIMERIE A. WALTENER ET Cie

14, Rue Belle-Cordière, 14

—

1884

Nouvelles Recherches

SUR

L'ACIDITÉ DE L'URINE

A l'État physiologique & dans la Fièvre

NOUVELLES RECHERCHES

SUR

L'ACIDITÉ DE L'URINE

A l'État physiologique et dans la Fièvre

PAR LE DOCTEUR

HUBERT ÉTEVENON

LYON

IMPRIMERIE A. WALTENER ET Cie

14, Rue Belle-Cordière, 14

1884

AVANT-PROPOS

Dans une thèse fort intéressante, faite il y a cinq ans dans le laboratoire de la clinique médicale de cette Faculté, le docteur Fustier a émis sur l'acidité de l'urine à l'état physiologique, quelques propositions contraires à celles qui avaient cours jusqu'à ce moment dans la science. Contrôler ses résultats et les expliquer, tel a été le but de nos recherches. Nous les avons étendues de plus, à l'étude de l'acidité de l'urine dans l'état fébrile, question qui malgré son importance n'a pas encore été suffisamment élucidée.

Ce qui nous a engagé à entreprendre ces nouvelles recherches, c'est l'espérance d'arriver à plus de précision que nos devanciers, grâce à la méthode indiquée par M. Maly pour la détermination de l'acidité des liquides organiques.

Nous adressons tous nos remercîments à M. le professeur Lépine qui, non seulement nous a inspiré le sujet de notre thèse, mais qui a guidé avec bienveillance et sollicitude nos premiers pas dans la carrière médicale.

Nous prions M. Teissier, professeur de clinique médicale et M. Vinay, agrégé, d'accepter le témoignage de notre reconnaissance, pour nous avoir permis de recueillir quelques observations dans leur service.

M. Aubert, dont l'obligeance et les bons conseils sont connus de tous ceux qui ont fréquenté le laboratoire de clinique médicale, a droit à toute notre gratitude.

HISTORIQUE

En 1851, Delavaud (1) publia, dans les comptes-rendus de la société de Biologie, une note d'où il résulte que l'acidité de l'urine varie suivant le moment de la journée. Les repas augmenteraient la réaction acide de l'urine, et, de six heures à onze heures du matin, celle-ci serait neutre ou alcaline.

Homolle, dans l'*Union médicale* de 1853, constate que l'urine devient plus claire, moins dense, neutre ou très peu acide après un bain simple. Mais elle devient alcaline après un bain alcalin. C'est aussi l'opinion de M. Ch. Robin.

Les alcalins, le bicarbonate de soude, pour Beneke (1854), et le sesquicarbonate, pour Bence Jones, augmentent l'acidité.

Icéry (thèse de Paris, 1854) dit que les troubles du système nerveux rendent l'urine alcaline.

(1) *Recherches sur les variations de l'acidité de l'urine aux différentes émissions du jour.*

Pour Bence Jones, l'urine serait neutre ou alcaline après les repas et l'acidité ne varierait pas dans l'abstinence.

Nisseron (thèse de Paris, 1869) prétend que l'urine est alcaline pendant l'abstinence. L'alcalinité apparaîtrait dans certains états fébriles avec la chute du pouls et l'abaissement de la température.

Pour Byasson (1), l'acidité de l'urine augmente dans le travail des muscles. Sawicki, Ch. Robin, Légué ne sont pas de cet avis. Le premier, dit que l'exercice musculaire n'a aucune influence, les deux autres prétendent que l'urine devient alcaline par les alcalis fixes. De plus, Byasson constate la grande acidité de l'urine de la nuit par rapport à l'urine de la digestion.

Klüpfell (*Med. chem. Untersuchungen herausgegeben, V. Hoppe seyler : Heft 3*) examine l'urine après une période d'activité musculaire et une période de repos. Il prouve que le travail musculaire augmente l'acidité.

Ralfe et Vohler (*Lancet*, 1878) ont étudié l'action des différents médicaments acides et alcalins sur l'acidité de l'urine. Trois grammes de bicarbonate de potasse, suivant Ralfe, donnés avant les repas, diminuent la réaction acide de l'urine, mais l'augmentent le lendemain. Si on donne le bicarbonate de potasse après le repas, l'acidité diminue le lendemain au lieu d'augmenter comme dans le premier cas. Gubler aurait trouvé l'urine des convalescents très alcaline.

(1) *Etudes sur les causes de la réaction acide de l'urine normale chez l'homme et ses variations*, 1872.

Lecorché et Talamon *(Rev. mens. de Méd. et de Phar.*-mars 1880*)* disent que l'urine reste acide au moment où le salicylate de soude produit son action, mais qu'elle devient neutre ou alcaline dans la deuxième période.

Sassezki (1) *(Revue des Sc. médicales, t. 17)* a remarqué que l'apparition des sueurs diminuait l'acidité de l'urine ainsi que celle du suc gastrique.

M. Fustier (2), qui fit sur l'acidité de l'urine un travail très important, tire les conclusions suivantes de ses recherches.

L'urine la plus acide est celle qui suit les repas. L'absorption d'une grande quantité de boissons et d'aliments, l'alcool et le lait augmentent l'acidité de l'urine. L'abstinence et le régime végétal la diminuent.

Quand on ingère des acides minéraux, il n'y a guère qu'un quart de la quantité d'acide absorbé qui passe dans l'urine. Les acides organiques produisent une augmentation moindre de l'acidité.

M. Fustier pour étudier l'influence du travail musculaire sur l'acidité de l'urine a fait une marche forcée de 65 kilomètres. Il constate que l'acidité de l'urine augmente surtout le lendemain de la course et que l'influence de ce travail exagéré se fait sentir pendant quatre jours.

Quant à l'influence de la fièvre sur la marche de l'acidité, il ne s'en est presque pas occupé.

(1) *Medicinische Wochenschrift*. Saint-Pétersbourg, 25 Janvier 1873.

(2) Thèse de Lyon, 1878.

L'acidité de l'urine des nouveaux-nés, relativement au poids, est plus grande que chez l'adulte. Après un bain, l'urine ne devient pas alcaline.

Les chiffres de M. Fustier sont rapportés à la potasse anhydre. Mais, à cet égard, nous pensons qu'il s'est glissé une erreur et que c'est non à la potasse, mais à la soude anhydre qu'ils correspondent.

M. Th. Georges (1) (*Archiv. für experiment. Pathologie und Pharmak.* B. XI. Heft 3, p. 156) dit que l'acidité des urines diminue après le repas et que l'urine éliminée deux heures après est franchement alcaline.

La réaction alcaline se manifesterait davantage entre la troisième et la cinquième heure et elle serait due à la présence dans l'urine de phosphate bibasique de soude, de phosphate de potasse et surtout de bicarbonate. Il aurait constaté en outre, que l'acidité de l'urine n'est guère influencée par les bains chauds. De plus, l'acide chlorhydrique augmenterait l'acidité normale, tandis qu'après l'ingestion de sels alcalins on remarquerait une réaction alcaline plus rapide.

Cet exposé sommaire montre que les opinions les plus divergentes ont été exprimées par les auteurs. Ces divergences tiennent à ce que l'acidité de l'urine varie suivant les individus, leur mode d'existence et les états particuliers dans lesquels ils se trouvent. J'ajouterai que les procédés employés pour l'apprécier ont été défectueux. Celui que je propose et que je vais décrire offre plus de garanties.

(1) *Revue des Sciences médicales.* T. 15.

CHAPITRE I

Procédé d'analyse.

Delavaud se servait simplement de papier tournesol sur lequel il laissait couler de l'urine. Il notait alors, suivant la coloration plus ou moins accusée prise par ce papier, les différentes variations de l'acidité. Ce procédé bien imparfait et peu sensible ne pouvait lui fournir que des résultats approximatifs.

Une autre façon d'apprécier l'acidité de l'urine consiste à mouiller avec de la teinture de tournesol du papier Berzélius qu'on laisse sécher. Puis avec un acide on trace des lignes qui rougissent le papier tournesol aux points touchés. On a alors des bandes qui sont alternativement bleues et rouges. Cela fait, on verse dans l'urine de petites quantités de solution étendue de potasse jusqu'à ce qu'une goutte du mélange donne une réaction neutre sur les bandes du papier tournesol. Tel a été avec quelques modifications le procédé employé par Mohr et par tous ceux qui jusqu'à ces derniers temps, ont fait des recherches sur l'acidité des urines.

Cette méthode présente de nombreux inconvénients : 1° Il faut examiner la teinte obtenue par la touche avant la dessication de la goutte d'urine alcalinisée, car dans le cas contraire la teinte neutre fait bientôt place à une teinte rouge.

Pour expliquer ce fait, nous citons le passage suivant de la thèse de Fustier (1) : « Il préexiste dans l'urine ou il se forme, par suite de la saturation progressive, un phosphate bibasique alcalin de soude et d'ammoniaque. Par suite de la dessication, l'ammoniaque se dégagerait, en même temps que du phosphate-acide de soude, restant comme résidu, influerait sur la teinte bleue du tournesol. »

2° En ajoutant à de l'urine progressivement de la liqueur titrée potassique, le papier tournesol subit à la fois l'action des phosphates alcalins et celle des phosphates acides encore libres dans l'urine. Cette double action a pour effet de donner au tournesol une teinte qui n'est ni celle de l'alcalinité, ni celle de l'acidité. Cette coloration est dite amphigène ou amphotère et enlève aux expériences une grande partie de leur précision. Quelques auteurs ont donné une autre explication de la teinte amphigène. Par suite de la décomposition de l'urée il se formerait

(1) Thèse de Lyon, 1879. (P. 18.)

de l'ammoniaque qui pourrait se trouver répartie d'une façon inégale dans l'urine ou bien former au-dessus d'elle une atmosphère à réaction alcaline. Mais comme l'urine est acide par le phosphate acide de soude, il en résulte que dans certains points le papier tournesol bleu est rougi et que dans d'autres le papier tournesol rouge est bleui. Pour tourner la difficulté nous précipitons les phosphates de l'urine et nous filtrons. N'existant pas, ils ne peuvent avoir aucune influence sur notre réactif alcalimétrique que nous employons, la phtaléine du phénol.

Cependant, la teinte amphigène persiste, à un degré moindre il est vrai, avec la phtaléine du phénol qu'avec le tournesol, mais elle existe réellement. En effet, si on ajoute de l'acide à de l'urine alcalinisée, débarrassée de ses phosphates et colorée par la phtaléine, on remarque que la coloration diminue progressivement et ne disparaît pas brusquement comme elle devrait le faire au moment de la neutralité.

D'un autre côté, cette décomposition de l'urée que certains auteurs affirment pour expliquer la teinte amphigène ne nous séduit pas, attendu qu'il est assez difficile de l'admettre dans une urine fraîchement émise et sans élévation de température. Les intéressantes recherches de Fustier sont tout à fait positives à ce sujet. L'urine à ce moment deviendrait au contraire plus acide.

Nous croyons devoir affirmer que les matières colorantes de l'urine prennent une large part dans la formation de la teinte amphigène. Nous avons souvent remarqué que, suivant la coloration plus ou moins accusée de l'urine, la teinte amphigène se manifestait plus ou moins.

3° En ajoutant de faibles et successives quantités de solution alcaline à de l'urine, on transforme les phosphates acides monométalliques en phosphates alcalins bimétalliques. Les formules suivantes démontrent très bien ce qui se passe.

L'acide phosphorique a pour formule :

$$PO \begin{cases} O\,H \\ O\,H \\ O\,H \end{cases}$$

Le phosphate acide de potasse monométallique contenu dans l'urine, par l'addition d'une molécule KHO passera à l'état bimétallique et deviendra alcalin.

$$PO \begin{cases} O\,K \\ O\,H \\ O\,H \end{cases} \text{acide deviendra } PO \begin{cases} O\,K \\ O\,K \\ O\,H \end{cases} \text{alcalin}$$

Mais ce phosphate alcalin bimétallique pourra manifester son action sur le tournesol avant la transformation complète du phosphate acide monométallique. Il en résultera qu'on pourra ne pas saturer complètement l'urine et croire que cette dernière ne renferme plus de phosphate acide alors qu'elle en renferme encore. D'où une troisième cause d'erreur.

4° Il existe dans l'urine des proportions variables de phosphates alcalino-terreux et de phosphates de soude et de potasse. Or, les phosphates alcalino-terreux au lieu de passer à l'état bimétallique comme le phosphate de soude et de potasse passent à l'état trimétallique par l'addition de solution alcaline. Il en résultera que plus une urine renfermera de ces phosphates, plus l'erreur provenant du dosage par cette méthode sera grande.

Choisissons par exemple le phosphate acide de chaux qui a pour formule :

$$\begin{array}{l} (1)\ PO \left\{ \begin{array}{l} OH \\ OH \\ O \end{array} \right. \\ \qquad\qquad\qquad Ca'' \\ \quad\ \ PO \left\{ \begin{array}{l} O \\ OH \\ OH \end{array} \right. \end{array}$$

Il ne deviendra pas par l'addition d'une molécule K H O.

$$\begin{array}{l} PO \left\{ \begin{array}{l} OH \\ OK \\ O \end{array} \right. \\ \qquad\qquad Ca'' \\ PO \left\{ \begin{array}{l} O \\ OK \\ OH \end{array} \right. \end{array}$$

On aura une autre réaction plus compliquée et que nous mettons sous les yeux.

$$3\,(P^2\,O^8\,Ca''\,H^2) + 6\,KHO = P^2\,O^8\,Ca^3$$
$$+\ 2\,(P\,O^4\,K^2\,H) + 2\,(P\,O^4\,K\,H^2$$

Autrement dit, il se sera formé du phosphate trimétallique de chaux, du phosphate monométallique de potassse à réaction acide, et du phosphate bimétallique de potasse à réaction alcaline.

Si on avait au contraire, ajouté trois molécules

(1) *Revue mensuelle de médecine et de chirurgie*, par M. P. Cazeneuve.

de potasse K H O à trois molécules de phosphate acide de potasse contenu dans l'urine à l'exception de phosphate terreux, nous n'aurions eu comme résultat définitif que du phosphate bimétallique à réaction alcaline dont l'action est nette sur le tournesol.

$$3\left(PO\left\{\begin{matrix}KO\\HO\\HO\end{matrix}\right.\right)+3\,KHO=3\left(PO\left\{\begin{matrix}OK\\OH\\OK\end{matrix}\right.\right)$$

Comme nous transformons, grâce à un excès de soude, tous les phosphates à l'état trimétallique, nous n'avons pas, avec notre procédé, à nous occuper des phosphates terreux.

Notre méthode d'analyse nous a permis de supprimer presque toutes ces causes d'erreur. N'employant pas le procédé de la touche, nous n'avons pas à craindre la dessication de la goutte d'urine alcalinisée posée sur le papier tournesol. La teinte amphigène est considérablement diminuée par l'emploi de la phtaléine. Enfin, comme nous ajoutons à l'urine un grand excès de soude, nous n'avons pas à craindre la présence des phosphates terreux, ainsi que la non saturation des phosphates acides, par suite de l'action sur notre réactif des phosphates bimétalliques alcalins déjà formés.

C'est Maly qui fit faire le plus grand pas aux procédés de dosage de l'acidité de l'urine. Il ajoute un excès de solution titrée alcaline à l'urine qu'il veut analyser. Les phosphates terreux se précipitent dans ces conditions à l'état trimétallique. Il sépare ensuite les phosphates alcalins qui sont devenus tribasiques au moyen du chlorure de baryum, puis il colore avec du tournesol son urine préalablement filtrée. Prenant alors une solution titrée d'acide correspondant exactement à la solution titrée alcaline, il note la quantité d'acide employée pour neutraliser l'excès de soude. Il a par différence la quantité d'acide renfermée dans l'urine.

Notre procédé diffère de celui de Maly en ce que nous employons comme réactif la phtaléine du phénol au lieu du tournesol. Nous avons été conduit à cette préférence par la sensibilité plus grande de la phtaléine aux acides en présence des matières contenues dans l'urine.

On désigne sous le nom général de phtaléine les produits de la combinaison de l'anhydride phtalique $C^8 H^4 O^3$ avec les phénols. Plusieurs de ces substances sont des matières colorantes utilisées dans l'industrie de la teinture.

La phtaléine du phénol se prépare en chauffant un mélange de cinq parties d'anhydride phtalique avec dix parties de phénol et quatre parties d'acide sulfurique. Après plusieurs heures de chauffage à 120° ou 130° on obtient une masse rouge qui, traitée par l'eau bouillante, produit une matière résineuse, c'est la phtaléine.

L'équation de la réaction est la suivante :

$$C^8 H^4 O^3 + 2 C^6 H^6 O = C^{20} H^{14} O^4 + H^2 O$$

Ce composé sous l'influence de la potasse prend une belle coloration rouge fuchsine qui disparait par neutralisation de la solution.

Nous nous sommes servi pour colorer nos urines alcalinisées d'une solution de phtaléine contenant un gramme de phtaléine pour trente grammes d'alcool.

Nous prenons cinquante centimètres cubes d'urine que nous plaçons dans un ballon. Il nous est arrivé quelquefois de n'en pouvoir obtenir que vingt-cinq centimètres cubes dans les états fébriles graves.

On ajoute à la quantité d'urine employée un excès de soude pour la rendre franchement alcaline. Nous nous sommes servi d'une solution de soude normale dédoublée, c'est-à-dire contenant 15 gr. 50 par litre de soude anhydre. Le titre de cette solution a d'ailleurs été exactement établi au moyen de la solution acide titrée, par laquelle elle était neutralisée à volume égal. Dix centimètres cubes de cette solution suffisent le plus souvent à neutraliser l'acidité de l'urine. Pourtant, ils ont été souvent insuffisants et nous avons recommencé l'opération en ajoutant alors non pas dix, mais vingt et trente centimètres cubes de cette solution alcaline.

Cela fait on ajoute un excès de solution saturée de chlorure de baryum, de façon à avoir cent ou cinquante centimètres cubes, suivant qu'on emploie cinquante ou vingt-cinq centimètres cubes d'urine. La quantité de chlorure de baryum variant généralement de vingt à cinquante centimètres cubes est toujours trop considérable, attendu que dix centimètres cubes de cette solution saturée suffisent généralement pour la précipitation totale. Ce sont là les résultats fournis par nos observations. Nous filtrons pour retenir les phosphates précipités et nous plaçons la moitié du produit de la filtration dans un flacon de verre. Nous ajoutons alors à cette urine devenue alcaline quelques gouttes de phtaléine du phénol. Aussitôt l'urine prend une belle coloration rouge violacée.

On agite un peu le flacon pour disséminer la coloration et la rendre bien uniforme dans toute la masse du liquide. On laisse ensuite tomber goutte à goutte une solution normale d'acide chlorhydrique dédoublée. Lorsque la coloration diminue, on a soin d'imprimer des secousses au flacon chaque fois qu'une goutte de liquide acide tombe dans l'urine. Il arrive un moment où la coloration disparaît sous l'influence d'une goutte, c'est-à-dire d'un vingtième de centimètre cube de la solution acide. On s'arrête à ce moment, la neutralité de l'urine étant évidente.

La solution acide dont nous nous sommes servi est la solution normale dédoublée d'acide chlorhydrique, c'est-à-dire contenant dix-huit grammes vingt-cinq centigrammes par litre. Le titre de cette solution avait d'ailleurs été exactement établi par un dosage du chlore à l'état de chlorure d'argent.

On ne doit pas opérer à la lumière artificielle, vu que dans ce cas on ne se rend même pas bien compte de la véritable couleur de l'urine sans adjonction de matière colorante.

Les solutions de soude et d'acide dédoublées sont contenues dans des burettes de Mohr agencées de façon à permettre l'écoulement goutte à goutte du liquide qu'elles renferment.

CHAPITRE II

Réaction de l'urine chez l'homme sain.

L'acidité de l'urine considérée au point de vue des variations que lui fait subir l'alimentation a été envisagée sous des jours bien différents. Le travail de la digestion l'augmente suivant les uns, suivant les autres la diminue.

Dans nos expériences et celles auxquelles ont bien voulu se prêter nos amis, l'alimentation et le genre de vie ont été à peu près semblables. Urine du matin, au lever, recueillie entre sept et huit heures. Présence à l'hôpital de huit heures et demie à onze heures, urine recueillie à ce dernier moment et à jeun. Déjeuner à onze heures et demie se composant d'un plat de viande, d'un plat de légumes et de quelques fruits. Travail de laboratoire ou en chambre de deux heures à six heures, urine recueillie à trois heures et avant le repas du soir. Dîner à six heures, plus copieux que le déjeuner, composé aussi d'un régime mixte, urine recueillie à neuf et à onze heures du soir. Pour vérifier l'influence des repas sur la marche de l'acidité, il nous est arrivé une fois de manger le matin, après toutefois avoir recueilli l'urine du sommeil. Nous indiquons dans un de nos tableaux le résultat de cette expérience.

Le plus souvent nous avons examiné ces différentes urines aussitôt après l'émission. Pourtant, nous devons dire qu'il n'en a pas été de même pour les urines du soir, attendu qu'il ne nous était pas permis d'aller au laboratoire à des heures de la nuit aussi avancées. Il nous est arrivé aussi, lorsque nous étions obligé d'aller à l'hôpital de la Croix-Rousse pour avoir des urines de varioleux, de faire le dosage de l'acidité quelques heures après la miction. Mais ce retard n'enlève rien de la valeur de nos résultats. Considérons en effet ce qui a été écrit sur les fermentations acide et alcaline de l'urine.

Scherer cité dans le traité de Neubauer et Vogel, attribue la fermentation acide au mucus vésical contenu dans l'urine. Pour lui ce mucus serait un ferment capable de faire dédoubler la matière colorante extractive de l'urine en acide lactique et même acétique, ce qui augmenterait d'autant l'acidité de l'urine. Il se base dans ses affirmations sur ce fait qu'il y a dans l'urine de petits champignons, ressemblant beaucoup à la levure de bière, qu'il considère comme étant le fait de la fermentation acide.

Ch. Robin et Byasson croient à la fermentation acide, Bence Jones la nie dans la majorité des cas. James Roch (1) est de l'avis de ce dernier. Sur vingt cas il a vu l'acidité augmenter seulement trois fois, tandis qu'elle diminuait dans les autres urines. Pour Bence Jones, la fermentation alcaline commence aussitôt après l'émission et la neutralité n'arrive ordinairement qu'au bout de dix jours. Puis survient l'alcalinité.

Pour Hofmann (2), la fermentation acide n'existe pas, la fermentation alcaline étant seul évidente. Il dit que l'acide urique se sépare à l'état de sédiments par suite de l'action décomposante du phosphate acide de soude sur l'urate de soude, d'où il résulte une diminution graduelle de l'acidité et non pas une augmentation. Cette opinion est certainement trop exclusive attendu que dans certaines urines, par exemple chez les diabétiques, il est fréquent d'observer une augmentation d'acidité due à des champignons dont on peut constater la présence.

Quant à la fermentation alcaline, elle est admise par tout le monde. Elle est due à la formation de carbonate d'ammoniaque provenant de la décomposition de l'urée. On attribue ce phénomène à un ferment. Feltz et Ritter (3) ainsi que M. Cazeneuve ont fait des études intéressantes à ce sujet.

Il résulte de ces données que l'on doit recueillir

(1) *The Lancet*, 17 oct. 1874, n° 549.

(2) Zeitschr. analyt. chim. T. VII, p. 397.

(3) Etude expérimentale sur l'alcalinité des urines et sur l'ammoniémie dans. *Journ. de l'anat. et de physiol.* par Ch. Robin. 1874, p. 311.

l'urine dans des vases très propres. C'est ce que nous avons fait dans toutes nos expériences. D'un autre côté, Fustier affirme dans sa thèse, que l'acidité n'augmente qu'au bout de quelques jours et que l'alcalinité, si on place l'urine dans un vase ayant renfermé des urines ammoniacales, n'est complète que vers le neuvième jour. Dans un verre propre, l'alcalinité ne survient que du quinzième au vingtième jour après l'émission.

Nos chiffres ont donc une précision qui ne saurait être affaiblie par l'intervalle de quelques heures qui a séparé quelquefois le moment de l'émission et celui où nous avons procédé à l'examen des urines.

Comme point de départ du tracé qui indique la marche de l'acidité dans les différentes émissions de la journée, nous prenons l'urine de onze heures du soir.

Mais avant de commencer, nous dirons qu'il y a deux choses à considérer dans la réaction acide de l'urine, d'une part l'acidité relativement à 1000^{cc}, d'autre part l'acidité absolue de l'émission, c'est-à-dire la quantité totale d'acide renfermée dans le nombre de centimètres cubes d'urine excrétée. Les auteurs semblent ne pas avoir insisté sur ce point, et quand on lit ce qu'ils ont écrit à ce propos, on se demande s'ils ont voulu parler de l'acidité absolue ou de l'acidité relative. Nous passerons en revue d'abord l'acidité relative, puis l'acidité absolue de l'urine.

Dans la courbe de l'acidité relative, nous remarquons qu'il y a une ligne ascendante du moment du coucher au lever, puis une ligne descendante du lever au déjeuner qui se continue après ce repas et qui est interrompue par une légère ascension correspondant à l'urine qui précède le dîner. Après le repas du soir commence une ligne descendante moins prononcée que celle qui suit le déjeuner et qui ne tarde pas à être remplacée par la ligne ascendante du début de la courbe. Il nous est arrivé dans l'observation n° 1, de trouver l'urine de onze heures du matin, c'est-à-dire à jeun, moins acide que celle qui a suivi le déjeuner. Mais cette exception n'infirme en rien la valeur des autres observations.

En d'autres termes, l'acidité de l'urine croît progressivement de onze heures du soir jusqu'au lever, où se trouve un maximum très marqué : Puis elle diminue beaucoup jusqu'après le déjeuner, c'est même à ce moment qu'on trouve le minimum le plus appréciable. L'urine qui précède le repas du soir est moins acide que l'urine dite du sommeil, mais l'est plus que celle qui provient de la digestion. Quant à l'urine d'après le dîner, elle diffère très peu de celle du premier repas, mais elle est toutefois un peu plus acide.

Si maintenant nous faisons un tracé de l'acidité absolue, nous voyons qu'il y a une ligne ascendante du coucher au lever où se trouve encore le maximum le plus appréciable, puis une ligne descendante très prononcée du lever au déjeuner. Après le déjeuner, nouvelle ligne ascendante qui fait place à une ligne descendante jusqu'à l'urine d'après le dîner, laquelle se manifeste par une nouvelle ascension.

En d'autres termes, on remarque trois ascensions

dans cette courbe de l'acidité absolue, la plus grande se trouve le matin, puis viennent celle d'après le déjeuner et celle d'après le dîner.

Dans les deux cas, l'acidité de l'urine dite du sommeil est donc la plus forte. En effet, si on mesure à chaque émission l'urine totale sécrétée, on trouve [illegible] matin est presque égale à celle des repas, quand on a six émissions par jour. Or, si cinquante centimètres cubes du matin sont plus acides que cinquante centimètres cubes de l'urine de la digestion, à plus forte raison l'acidité de toute l'émission du matin sera-t-elle supérieure à celle de l'émission qui a suivi les repas, puisqu'évaluée en quantité de liquide cette dernière est généralement plus faible que la première.

Tout le monde, en effet, peut observer qu'on éprouve le matin un grand besoin d'uriner. Or ce besoin n'est pas seulement dû aux conditions de chaleur et de position dans lesquelles on se trouve durant la nuit, mais aussi à la grande quantité de liquide contenu dans la vessie. Il est évident que, si après déjeuner, on boit une grande quantité de bière par exemple, il pourra se faire que l'émission suivante soit plus considérable que celle du matin. Mais ce ne sont pas là les conditions dans lesquelles nous nous sommes placé.

Nous avons dit qu'au lever l'urine était très-acide et que l'on ne pouvait pas attribuer cette grande acidité au peu d'urine sécrétée durant la nuit. D'autres objections sont encore possibles sur la cause de cette acidité plus grande le matin qu'à tout autre moment de la journée. Tout d'abord, on pourra dire que l'urine de la digestion du dîner de la veille n'a pas été complètement excrétée. Or, dînant à six heures et nous couchant assez tard, mes amis et moi avons eu notre dernière émission entre onze heures et minuit. Dans ces conditions, on ne peut pas attribuer à cette cause ce qui revient à une autre, attendu que l'urine de la digestion du dîner a été certainement éliminée pendant cette durée de cinq heures qui a suivi le repas.

D'un autre côté, si on cherche à expliquer ce maximum d'acidité de l'urine de la nuit par le nombre d'heures plus grand auquel il correspond, on risquera de tomber dans l'erreur. Il est bien évident que la quantité d'acide éliminée en sept ou huit heures par l'organisme doit être plus considérable que celle qui est sécrétée en deux ou trois heures. Il n'en est pas moins vrai que, grâce à une puissance de rétention que nous avouons être peu commune, mais que l'on acquiert facilement par l'habitude, nous avons pu, après le déjeuner, rester six ou sept heures sans avoir d'émission. Nous avons fait l'expérience plusieurs fois, ainsi que le prouvent les observations n°4 et n°5, et nous en affirmons hautement l'authenticité. Or, dans ces conditions nous avons trouvé une acidité relative plus faible, mais par contre une acidité absolue plus grande que si nous eussions uriné trois heures après le repas. Toutefois, cette acidité absolue n'était pas à comparer à celle de l'urine du matin.

Beaucoup d'auteurs prétendent que l'urine qui précède le déjeuner, alors qu'on est à jeun, est neutre ou alcaline. J'avoue que je n'ai jamais rencontré cette neutralité ou cette alcalinité. Il est vrai de dire que c'est à ce moment que l'acidité absolue est la plus faible.

Au point de vue de l'acidité relative,nous nous rallions complètement à Bence Jones, Roberts, Maly et Th. Georges qui prétendent que l'urine est moins acide après les repas qu'à tout autre moment de la journée. Cette influence des repas sur l'acidité relative est tellement manifeste que,si au lieu de recueillir l'urine de onze heures du matin, à jeun, on la recueille alors qu'on a fait un léger repas, à sept ou huit heures, on trouve une acidité moindre dans ce cas que quand on s'est abstenu de toute nourriture. Nous serons aussi de l'avis de Byasson qui aurait trouvé l'urine éliminée après le premier repas moins acide que toutes les autres.

Mais, au point de vue de l'acidité absolue de toute l'émission, nous dirons avec Fustier que les repas augmentent cette acidité et que l'urine provenant de la digestion est plus acide que l'urine de tous les autres moments de la journée. Nous ferons toutefois une exception pour l'urine du matin qui présente l'acidité absolue la plus considérable. Nous ne serons pas non plus en contradiction avec Delavaud qui cite un maximum après le dîner et un minimum à onze heures du soir.

Nous croyons utile d'ajouter que dans des observations publiées en 1853 (1), cet auteur prétend que

(1) Société de Biologie, 1853

la première émission du matin est acide et que les autres jusqu'au premier repas sont neutres ou alcalines. Celles qui suivraient durant le reste de la journée seraient acides.

Quelle est la cause de cette variation de l'acidité avec les différentes émissions de la journée ? Nous allons passer brièvement en revue ce qui a été écrit à ce sujet.

Pour Delavaud le travail de la digestion est indiqué par la réaction acide de l'urine. Toutes les fois qu'il y a digestion, les urines sont acides, elles sont neutres ou alcalines lorsque l'estomac est vide. Pourtant, ajoute-t-il, si on ne prend aucun aliment avant midi, les urines à ce moment redeviennent acides. Il explique cette contradiction apparente en disant qu'il y a autophagie. Cette digestion de nos tissus remplacerait le premier repas. Il attribue la grande acidité du matin à la même cause. Durant la nuit, il y a altération de nos tissus parce que les aliments de la veille ont été digérés asssez rapidement.

D'après Liebig, on peut attribuer l'acidité de l'urine à la métamorphose de la substance des muscles, attendu que le liquide musculaire est acide.

Bence Jones croit que l'acidité de l'urine est en rapport avec la sécrétion du suc gastrique. L'urine possède son maximum d'acidité au moment où l'estomac ne contient pas de suc gastrique acide, ou bien lorsque celui-ci est retourné dans le sang. Elle devient moins acide dans le cas contraire.

Roberts donne une autre explication de l'acidité moindre après le repas. Ce n'est pas à la sécrétion du suc gastrique qu'on doit attribuer ce phénomène mais au passage dans l'organisme des sels alcalins contenus dans les aliments.

Neubauer et Vogel préfèrent l'hypothèse de Roberts à celle de Bence Jones. Car il serait possible, suivant eux, que l'alcali qui était combiné avec l'acide du suc gastrique ne restât pas dans le sang mais passât dans la bile. Il en résulterait que la sécrétion du suc gastrique ne modifierait en rien l'alcalinité du sang, et que, par conséquent, elle serait peut-être sans influence sur la quantité d'acide renfermée dans l'urine.

Nous exprimons l'acidité de l'urine par la quantité de soude anhydre qui est nécessaire pour la neutraliser.

OBSERVATION N° 1

30 octobre 1883.

		Acidité absolue	Acidité relative de 1000 c.c.
Urine de 7 h. 1/2 du matin	310 cc	0 gr 880	2 gr 84
id. de 10 h.	80	0 147	1 84
id. de 2 h. 3/4 du soir	220	0 422	1 92
id. de 4 h. 1/2	100	0 204	2 04
id. de 9 h. 1/2	235	0 460	1 96
id. de 11 h.	155	0 319	2 06

OBSERVATION N° 2

8 janvier 1884.

		Acidité absolue	Acidité relative de 1000 c.c.
Urine de 8 h. du matin	280cc	0gr806	2gr88
id. de 11 h.	110	0 193	1 76
id. de 3 h. du soir	305	0 488	1 60
id. de 5 h.	150	0 312	2 08
id. de 9 h. 3/4	360	0 619	1 72
id. de 11 h. 1/2	130	0 239	1 84

OBSERVATION N° 3

13 janvier 1884.

On a fait un léger repas le matin entre sept et huit heures. L'urine de onze heures présente une acidité relative moindre que dans les cas où on n'a pas pris de nourriture. L'acidité absolue par contre est plus grande.

		Acidité absolue	Acidité relative de 1000 c.c.
Urine de 7 h. du matin	330cc	0gr858	2gr60
id. de 11 h.	180	0 230	1 28
id. de 3 h. du soir	410	0 475	1 16
id. de 5 h.	120	0 220	1 84
id. de 9 h. 1/2	390	0 592	1 52
id. de minuit	170	0 408	2 40

OBSERVATION N° 4

20 janvier 1884

Prouvant que l'acide éliminé n'est pas dû seulement au nombre d'heures écoulées.

		acidité absolue	acidité relative de 1000 c. c.
Urine de 8 h. du matin	315 cc	0 gr 932	2 gr 96
id. de 11 h. id.	70	0 114	1 64
Pas d'émission à 3 heures.			
Urine de 5 h. 1/2 du soir	470	0 507	1 08
id. de 9 h.	200	0 272	1 36
id. de 11 h.	140	0 268	1 92

OBSERVATION N° 5

22 janvier 1884

A le même but que la précédente

		acidité absolue	acidité relative de 1000 c. c.
Urine de 8 h. du matin	415 cc	1 gr 195	2 gr 88
id. de 11 h.	120	0 129	1 08
Pas d'émission à 3 heures			
Urine de 5 h. du soir	550	0 506	0 92
id. de 9 h.	430	0 533	1 24
id. de 11 h.	200	0 352	1 76

OBSERVATION N° 6

16 janvier 1884

		acidité absolue	acidité relative de 1000 c. c.
Urine de 8 h. du matin	435 cc	0 gr 904	2 gr 08
id. de 10 h. 1/2	60	0 110	1 84

		acidité absolue	acidité relative de 1000 c.c.
Urine de 3 h. du soir	390	0 639	1 64
id. de 6 h.	165	0 316	1 92
id. de 9 h.	410	0 721	1 76
id. de 11 h. 1/2	125	0 285	2 28

OBSERVATION N° 7

16 janvier 1884

		acidité absolue	acidité relative de 1000 c. c.
Urine de 7 h. du matin	380 cc	1 gr 048	2 gr 76
id. de 10 h.	50	0 080	1 60
id. de 3 h. du soir	425	0 578	1 36
id. de 5 h.	200	0 328	1 64
id. de 9 h. 1/2	400	0 608	1 52
id. de 11 h.	250	0 520	2 08

OBSERVATION N° 8

16 janvier 1884

		acidité absolue	acidité relative de 1000 c. c.
Urine de 7 h. du matin	350 cc	0 gr 952	2 gr 72
id. de 11 h.	40	0 070	1 76
id. de 2 h. 1/2 du soir	325	0 559	1 72
id. de 5 h.	210	0 386	1 84
id. de 9 h.	530	0 678	1 28
id. de 11 h.	130	0 327	2 52

CHAPITRE III

Réaction de l'urine dans quelques états fébriles.

En consultant ce qui a été écrit sur la réaction acide de l'urine dans les états fébriles, nous n'avons trouvé que des idées générales établies sur des analyses le plus souvent incomplètes.

Armand Gautier *(Traité de chimie appliqué à la physiologie et à l'hygiène)* dit que dans les états fébriles aigus il y a augmentation de l'acidité relative, mais diminution de l'acidité totale des vingt-quatre heures.

Pour Gubler, l'urine de la convalescence, à la suite des maladies aiguës, présente une grande alcalinité. Cette réaction peut s'observer pendant cinq ou six jours, mais elle peut disparaître au bout de vingt-quatre heures.

L'opinion de Neubauer et Vogel (1) nous paraît la plus juste. Nous citons le passage suivant de leur important ouvrage :

« De nombreuses déterminations concernant le degré d'acidité de l'urine dans les maladies, ont montré que dans la plupart des affections aiguës ou chroniques, la quantité d'acide devient plus petite et qu'elle n'augmente jamais, excepté dans le cas où des acides minéraux sont pris à haute dose. Cependant, au summum des maladies fébriles, par exemple dans la pneumonie, le rhumatisme articulaire aigu, etc., on trouve souvent que la richesse centésimale de l'urine est devenue plus grande, de telle sorte que ce liquide paraît plus acide que chez les personnes en état de santé. Cette particularité dépend évidemment de la diminution qu'éprouve la quantité de l'urine dans ces affections et de la concentration plus grande qui en résulte. Dans tous les cas, la diminution de l'acide dans l'urine des malades est due principalement à ce que ceux-ci prennent moins d'aliments qu'à l'ordinaire et peut-être aussi à un affaiblissement dans l'activité de la métamorphose de la substance musculaire. »

Pour Fustier, l'urine est très acide chez les fébricitants et les variations du thermomètre s'annoncent par des variations semblables dans l'acidité des urines. D'où il suit qu'à un abaissement de température

(1) *De l'urine et des sédiments urinaires*, page 460.

correspond un degré moindre d'acidité. Il constate chez les diabétiques une grande élévation de l'acidité. De plus il y aurait une relation intime entre la courbe du pouls et celle de l'acidité. Dans un cas pathologique, Fustier aurait trouvé une similitude absolue entre ces deux courbes.

Nous ne voulons pas critiquer telle ou telle de ces opinions, attendu qu'il est assez difficile d'établir une courbe de l'acidité dans les états fébriles. Nous avouons qu'il y a de nombreux écarts dans la marche de l'acidité tenant à un grand nombre de causes souvent inconnues. Pourtant, nous basant sur ce que nous avons observé le plus souvent, nous dirons qu'il y a augmentation de l'acidité relative dans la période fébrile initiale et dans la première partie de la période d'état. Puis l'acidité diminue, alors même que la fièvre persiste, pour augmenter d'une façon notable au moment de la crise.

Autrement dit, la courbe de l'acidité présente une ligne ascendante au début de la maladie et à la crise et une ligne descendante un peu avant la crise et après cette dernière.

Dans les états chroniques avec fièvre, nous n'avons pas trouvé une augmentation de l'acidité. Il en a été de même dans certains états aigus. Les tableaux qui suivent résument nos analyses. Nous verrons avec chaque cas les particularités que présente la marche de l'acidité.

OBSERVATION N° I.

Salle Sainte-Elisabeth. — Lit n° 49.

PNEUMONIE DROITE

J. Pic....., âgé de 29 ans, entre à l'hôpital le 31 décembre 1883. Antécédents : Bonne santé habituelle, syphilis à 20 ans. La maladie actuelle a débuté le 28 décembre par de la céphalalgie, des frissons et de l'oppression. Deux jours après, apparition du point de côté en arrière du thorax du côté droit.

Facies anxieux, pommettes colorées, quintes de toux pénibles. Matité en arrière du côté droit, vibrations thoraciques exagérées. L'auscultation fait entendre un souffle tubaire inspiratoire et expiratoire sur toute la hauteur du poumon droit. A la base, râles crépitants par bouffées. Bronchophonie, crachats visqueux, striés de sang.

1er janvier. — Disparition des râles. Pas d'albumine dans l'urine, quantité notable d'acide urique.

2 janvier. — Râles de retour, diminution du souffle.

3 janvier. — Sueurs abondantes, bonne physionomie; on supprime la quinine qui a été donnée dès le début.

6 janvier. — Disparition du souffle et des râles de retour, le malade entre en convalescence et mange un peu.

	Acidité de 1000cc correspond à	
Le 31 décembre soir, T. 39,8.....	1gr92	de soude anhydre.
Le 1er janvier, matin, T. 38,6.....	1 64	—
— soir, T. 40.........	1 72	—
Le 2, matin, T. 39,2.............	1 36	—
— soir, T. 39,4..............	2 16	—
Le 3, matin, T. 38..............	2 32	—
— soir, T. 39,2...............	2 52	—

Le 4, matin, T. 38,2.............	1 76	de soude anhydre.
— soir, T. 39,4..............	1 40	—
Le 5, matin, T. 38,2...........	2 08	—
— soir, T. 39................	2 40	—
Le 6, matin, T. 37,5...........	2 84	—
— soir, T. 37,6..............	2 96	—
Le 7, matin, T. 37,8............	2 32	—
— soir, T. 37,7...............	2 40	—
Le 8, matin. Pas de température.	2 32	—
— soir. —	2 88	—
Le 9, matin. —	2 08	—
— soir. —	1 92	—
Le 10, matin. —	1 64	—
— soir. —	1 52	

OBSERVATION N° II

Salle Sainte-Elisabeth. — Lit n° 31.

PNEUMONIE DROITE

F. Bén..., 30 ans, valet de chambre, entre à l'hôpital le 24 décembre. Antécédents : Fièvre typhoïde il y a quatre ans. La maladie actuelle a débuté brusquement, il y a six jours, par de l'oppression, un point de côté au niveau du foie et des selles diarrhéiques.

Actuellement teinte subictérique des conjonctives, diminution du point de côté et de la diarrhée. On trouve du côté droit du thorax une matité incomplète, de l'exagération des vibrations et un souffle tubaire qui s'accompagne à l'inspiration de râles secs. Crachats visqueux, adhérents. Langue rosée. Peau chaude.

25 décembre, délire pendant la nuit. La diarrhée persiste. Sulfate de quinine, 1 gr. Notable quantité d'albumine dans l'urine.

27 décembre, le malade a rêvé pendant la nuit. Râles de retour. Regard un peu vague. On donne un bain à 28°. Après le bain, température est à 37°,3. Respiration assez ample.

28 décembre, adynamie et abattement. Pointe de feu sur le côté droit. Diarrhée persiste.

1er janvier. Pas de souffle, bouffées de râles de retour, diminution de la diarrhée.

7 janvier. Le malade va beaucoup mieux et mange de bon appétit.

	Acidité de 1000cc correspond à		
Le 24 décembre soir, T. 40,1. ...	1gr	64	de soude anhydre
Le 25, matin, T. 39,7............	1	76	—
— soir, T. 39,8............	1	52	—
Le 26, matin, T. 39,7............	2	40	—
— soir, T. 40,5............	1	84	—
Le 27, matin, T. 39,5............	1	96	—
— soir, T. 39,9............	2	04	—
Le 28, matin, T. 40............	1	92	—
— soir, T. 39,8 ne peut uriner par suite de diarrhée.			
Le 29, matin, T. 39,4 diarrhée, pas d'urine.			
— soir, T. 39,5............	1gr	92	de soude anhydre
Le 30, matin, T. 38,4............	2	16	—
— soir, T. 38,5............	2	40	—
Le 31, matin, T. 37,6............	2	64	—
— soir, T. 38............	2	76	—
Le 1er janvier, matin, T. 37,5....	1	36	—
— soir, T. 37,9............	1	28	—
Le 2, matin, T. 37,5............	1	64	—
— soir, T. 38,2............	1	36	—
Le 3, matin, T. 37,h............	1	48	—
— soir, T. 37,8............	1	16	—

OBSERVATION N° III

Salle Saint-Martin. — Lit n° 2.

PNEUMONIE DROITE

J. B..., âgé de 41 ans, chapelier, entre le 31 décembre 1883 à l'hôpital. Bonne santé habituelle. Un peu d'alcoolisme. Il y a huit jours le malade a dû quitter son travail. A ce moment, frissons intenses, fièvre accentuée, sommeil agité, Actuellement toux et dyspnée. On constate, en arrière du côté droit de la matité, de la diminution des vibrations thoraciques, de la bronchophonie à la base et un souffle tubaire intense aux deux temps avec quelques râles. Expectoration jus de réglisse très-abondante. De l'autre côté, respiration rude. Rien au cœur.

24 Décembre. — Son tympanique sous la clavicule droite. Les vibrations thoraciques qui, au début, étaient diminuées, sont notablement augmentées. Râles de retour abondants. Le souffle persiste.

29 Décembre. — Les symptômes s'amendent. L'appétit qui avait disparu revient peu à peu.

	Acidité de 1000cc correspond à	
Le 22 décembre, matin, T. 39, 5.	1gr 72	de soude anhydre.
— soir, T. 40, 3...	1 92	—
Le 23, matin, T. 40, 7..........	1 84	—
— soir, T. 40, 8...........	1 64	—
Le 24, matin, T. 40, 2..........	2 08	—
— soir, T. 40, 3...........	1 84	—
Le 25, matin, T. 39, 9..........	1 92	—
— soir, T. 39, 8............	1 72	—
Le 26, matin, T. 39, 2..........	1 96	—
— soir, T. 38, 6............	1 64	—

	Acidité de 1000cc correspond à		
Le 27, matin, T. 38, 5	1	84	de soude anhydre
— soir, T. 38, 2............	1	96	—
Le 28, matin, T. 37, 9..........	2	52	—
— soir, T. 37, 6............	2	32	—
Le 29, matin, T. 37,5	2	48	—
— soir, T. 37, 7............	2	28	—
Le 30, matin, T. 37, 7	2	28	—
— soir, T. 37, 8............	2	64	—
Le 31, matin, T. 37, 6,.........	1	96	—
— soir, T. 37, 8............	1	84	—
Le 1er janvier, matin, T. 37, 4...	1	72	—
— soir, T. 37, 9......	1	36	—

Réflexions. — Dans toutes ces observations de pneumonie, on peut constater une acidité relative, en général peu élevée. Au moment de la crise, il se fait une augmentation de l'acidité qui persiste deux à trois jours.

OBSERVATION N° IV

Salle Sainte-Élisabeth.— Lit n° 23.

PNEUMO-TYPHOIDE

J. H....., entre le 28 octobre 1883. Pas d'antécédents morbides. Malade depuis cinq jours. Facies pâle et amaigri. Appétit conservé. La maladie a débuté par de la céphalalgie, de l'oppression et un point douloureux en arrière du côté gauche; n'a pas été traité jusqu'à ce jour.

On constate de la submatité en arrière du côté gauche, de l'exagération des vibrations thoraciques, un souffle considérable dans la fosse sous-épineuse, des râles secs à la base. Bronchophonie. Dyspnée. Douleur dans la fosse iliaque droite, langue saburrale, rouge sur les bords. Peau chaude. Taches rosées sur l'abdomen. Pouls dicrote. Urine renferme de l'albumine.

1er Novembre. — Le souffle persiste, ainsi que les râles. Le malade est moins abattu et demande à manger; urine ne renferme plus d'albumine. Vésicatoire.

4 Novembre. — Le malade mange beaucoup. Obscurité de la respiration à la base gauche. Souffle toujours évident dans la gouttière vertébrale du côté gauche.

Les jours suivants, on constate une diminution du souffle et une amélioration progressive.

	Acidité de 1000cc correspond à		
Le 29 octobre, matin, T. 40, 9...	1gr	84	de soude anhydre.
— soir, T. 40, 8.....	2	28	—
Le 30, matin, T. 38, 3.........	1	52	—
— soir, T. 38, 4............	1	92	—
Le 31, matin, T. 37, 2	1	36	—
— soir, T. 38, 2	2	32	—
Le 1er novembre, matin, 37, 5 ...	2	04	—
— soir, T. 37, 6..	1	84	—
Le 2, matin, T. 37, 2...........	3		—
— soir, T, 37, 8.............	3	28	—
Le 3 matin, T. 37, 3............	1	60	—
— soir, T. 37, 7	4	08	—
Le 4 matin. Plus de température..	2	20	—
— soir. — — ..	2	72	—
Le 5, matin. — — ..	1	36	—
— soir. — — ..	1	52	—
Le 6, matin. — — ..	1	76	—
— soir. — — ..	1	96	—

OBSERVATION N° V

Salle Sainte-Elisabeth. — Lit n° 44.

GRANULIE

X..., 24 ans, entré le 7 janvier 1884, avoue des excès alcooliques. Malade depuis deux mois, présente un grand affaiblissement. Pas d'hémoptysies. Dyspnée très forte ; à l'examen on constate une vaste caverne au sommet droit, des râles sibilants assez gros et des râles sous-crépitants des deux côtés. Pas d'expectoration, le malade prétend ne pas avaler ses crachats. Diarrhée. Le premier jour l'urine ne renferme pas d'albumine. Les jours suivants (après traitement par iodure de potassium 8 gr.) on constate un disque d'albumine et d'urates. La quantité d'urée, pendant toute la durée de la maladie, a varié entre 25 à 28 gr. Pas d'amélioration, mort le 11 janvier.

A l'autopsie on a trouvé un emphysème récent des bords libres des poumons et une infiltration générale de granulations grises jaunâtres très confluente. Le poumon droit présente une caverne à parois lisses. Les bronches sont pleines de pus.

	Acidité de 1000cc correspond à	
Le 7 janvier, soir, T. 38, 7	2gr 40	de soude anhydre.
Le 8, matin, T. 40, 5	2 16	—
— soir, T. 39, 6	2 20	—
Le 9, matin, T. 38, 8	4 52	—
— soir, T. 39 4	4 32	—
Le 10, matin, T. 40, 4	2 20	—
— soir, T. 39	2 72	—

Réflexions. — La réaction acide de l'urine se manifeste davantage au moment où la température baisse.

OBSERVATION N° VI

Salle Saint-Martin. — Lit n° 10.

PLEURÉSIE CHRONIQUE

F. F..., âgé de 40 ans, entre à l'hôpital le 25 décembre 1883. Bonne santé habituelle. Le 15 du même mois le malade fut pris subitement d'un point de côté, du côté droit, accompagné de frissons, faiblesse dans les membres et perte d'appétit.

Actuellement on constate une rétraction du côté droit du thorax consécutif à une pleurésie ancienne que le malade semble ignorer. A l'examen, vibrations thoraciques conservées, mais considérablement diminuées, absence du murmure vésiculaire à la base droite, râles dans les deux tiers supérieurs du poumon, broncho-égophonie. Le malade tousse peu et a des crachats de bronchite, amaigrissement, peau chaude.

	Acidité de 1000cc correspond à	
Le 3 janvier matin, T. 39, 9......	2gr84	de soude anhydre.
— soir, T. 40	2 72	—
Le 4, matin, T. 39, 4............	1 72	—
— soir, T. 40...............	2 28	—
Le 5, matin, T. 39, 5...........	1 76	—
— soir, T. 39, 8............	1 72	—
Le 6, matin, T. 39, 4...........	2 32	—
— soir, T. 39, 9............	2 52	—
Le 7, matin, T. 39, 2...........	1 96	—
— soir, T. 39, 8	1 84	—
Le 8, matin, T. 39, 3	1 72	—
— soir, T. 39, 8	1 76	—
Le 9, matin, T. 39, 4............	2 28	—

	Acidité de 1000cc correspond à		
Le 9, soir, T. 39, 8............	2	04	de soude anhydre.
Le 10, mat, la temp. n'a pas été prise	1	60	—
— soir, — — —	1	92	—
Le 11, matin, T. 39.............	2	28	—
— soir, T. 40.................	1	92	—
Le 12, mat, la temp. n'a pas été prise	2	40	—
— soir, — — —	1	52	—
Le 13, matin, T. 39, 4..........	2	04	—
— soir, T. 39, 6..............	1	76	—
Le 14, matin, T. 39, 5..........	1	72	—
— soir, T, 40, 1..............	1	96	—
Le 15, matin, T. 38, 6..........	2	64	—
— soir, T. 39, 1..............	2	28	—
Le 16, matin, T. 38.............	2	08	—
— soir, T. 39, 1..............	2	32	—

Réflexions. — Cette observation est importante, par ce fait qu'elle montre l'influence peu grande de la fièvre, sur l'acidité de l'urine.

OBSERVATION N° VII

Salle Sainte-Elisabeth. — Lit n° 41 (bis).

GRIPPE

P. P..., cultivateur, âgé de 45 ans, entre à l'hôpital, le 14 janvier, malade depuis 15 jours, n'a pas d'appétit, langue sale. Pas de fièvre apparente. Toux légère.

A l'examen du thorax, on constate des râles sous-crépitants aux deux bases avec quelques râles ronflants. Pas d'exagération des vibrations thoraciques, pas de matité. Expectoration insignifiante.

Rien au cœur.

	Acidité de 1000cc correspond à
Le 15 janvier, matin, T. 37, 7...	1gr28 de soude anhydre
— soir, T. 38, 5..............	1 16 —
Le 16, matin, T. 37, 4...........	2 52 —
— soir, T. 37, 6..............	1 72 —
Le 17, matin, T. 37, 2...........	2 32 —
— soir, T. 37, 8..............	1 24 —
Le 18, matin, T. 37, 1..........	2 16 —
— soir, T. 37, 5..............	1 96 —

OBSERVATION N° VIII

Salle Sainte-Élisabeth. — Lit n° 34.

ÉRYSIPÈLE.

F. S...., frotteur, 54 ans, entré à l'hôpital le 6 janvier. Il y a vingt jours, le malade prit froid en travaillant. Il se coucha et reprit ses occupations deux jours après. Le 1er janvier il s'aperçut d'un peu de gonflement et de rougeur de la paupière et des points lacrymaux du côté gauche. Pas de mal de gorge, pas de plaie.

Actuellement le malade ne peut ouvrir les yeux, les oreilles et le cuir chevelu sont tuméfiés et douloureux. Léger engorgement ganglionnaire sous-maxilliaire à droite. Rien aux poumons, langue sale, pas d'appétit. Urine sans albumine.

Le 7 janvier on donne du salicylate de soude 6 gr.

Pendant la nuit du 10 le malade a été pris de délire et s'est levé une partie de la nuit. On donne de la nourriture et de l'alcool.

	Acidité de 1000^{cc} correspond à	
Le 6 janvier, soir, T. 38	1^{gr} 36	de soude anhydre.
Le 7, matin, T. 38,8	1 52	—
— soir, T. 38,2	2 16	—
Le 8, matin, T. 37	4 24	—
— soir, T. 37,5	4 96	—
Le 9, matin, T. 36,6	2 32	—
— soir, 37	2 28	—
Le 10, matin, T. 36,8	2 52	—
— soir, T. 36,5	3 52	—
Le 11, matin, T. 37,4	2 84	—
— soir, T. 37,8	3 84	—
Le 12, matin, T. 37,4	1 96	—
— soir, T. 37,8	1 84	—
Le 13, matin, T. 36,9	0 84	—
— soir, T. 37,2	0 96	—

Réflexions. — L'augmentation de l'acidité est en rapport avec la crise et l'absorption du salicylate de soude. Cette dernière circonstance serait en faveur de l'opinion de Lecorché et Talamon qui prétendent que le salicylate augmente l'acidité de l'urine au moment où il agit.

OBSERVATION N° IX

Salle Sainte-Élisabeth. — Lit n° 40.

AMYGDALITE AIGUE

J. S..., chauffeur, entre à l'hôpital le 26 décembre. Par sa profession est exposé aux refroidissements, est atteint fréquemment de mal de gorge. Il y a trois jours il fut pris de céphalalgie et de faiblesse dans les membres. Le lendemain il ne pouvait avaler aucun aliment.

Actuellement le malade a le visage coloré, la peau chaude et moite. Il ouvre difficilement la bouche, on aperçoit toutefois le fond de la gorge qui est rouge. Les amygdales sont tuméfiées et sur les piliers on constate quelques enduits pultacés.

29 Décembre. — Urine très fortement chargée d'urates.

	Acidité de 1000cc correspond à	
Le 26 décembre, soir, T. 39......	2gr 16	de soude anhydre.
Le 27, matin, T. 38,8............	1 96	—
— soir, T. 39,5.............	2 04	—
Le 28, matin, T. 38,5............	2 40	—
— soir, T. 38,3.............	2 16	—
Le 29, matin, T. 37,6............	3 44	—
— soir, T. 38,8.............	2 88	—
Le 30, matin, T. 36,8............	2 84	—
— soir, T. 38,3.............	2 76	—
Le 31, matin, T. 36,8............	2 72	—
— soir, T. 37,2.............	2 64	—
Le 1er janvier, matin, T. 36,8.....	2 16	—
— soir, T. 37,5.............	1 76	—
Le 2, matin, T. 37,3.............	1 84	—
— soir, T. 37,2.............	2 32	—

Réflexions. — Influence manifeste de la crise sur l'acidité de l'urine.

OBSERVATION N° X

Salle Sainte-Elisabeth. — Lit n° 20.

RHUMATISME ARTICULAIRE AIGU. ENDOCARDITE

J. R..., menuisier, âgé de 20 ans, entré à l'hopital le 31 octobre. Pas d'antécédents héréditaires et morbides. Habite un rez-de-chaussée humide qu'il a quitté il y a environ quinze jours. Depuis cinq jours, douleurs dans les articulations du genou, du poignet et des épaules avec tuméfaction et fièvre. Au cœur souffle au premier temps s'entendant à la pointe, à l'aisselle et d'autre part sur toute la hauteur du sternum jusqu'à la base. Pas de souffle crural.

1er novembre. — Vésicatoire sur cœur et salicylate de soude 6 gr.

2 novembre. — Bourdonnements d'oreille. Le bruit de la pointe est faible.

5 novembre. — Le malade va mieux, on ne trouve pas de souffle notable.

	Acidité de 1000cc correspond à	
Le 1er novembre matin. T. 40,3..	4gr96	de soude anhydre
— soir, T. 40......	3 88	—
Le 2, matin, T. 38,8...........	3 20	—
— soir, T. 39...............	2 40	—
Le 3, matin, T. 37,2...........	2 50	—
— soir, T. 39...............	1 84	—
Le 4, matin, T. 38,9...........	2 08	—
— soir, T. 37,3..............	2 32	—
Le 5, matin, T. 38,6...........	3 16	—
— soir, T. 37,2..............	3	—
Le 6, matin, T. 36,9	3 76	—
— soir, T. 36,8..............	3 20	—
Le 7, matin, T. 37,5...........	1 96	—
— soir, T. 37,4..............	1 28	—
Le 8, matin, on ne prend plus temp.	2 08	—
— soir.....................	1 16	—

OBSERVATION N° XI

Salle Sainte-Elisabeth — Lit n° 35.

RHUMATISME ARTICULAIRE AIGU

J. C..., serrurier, âgé de 33 ans, entre à l'hôpital le 17 octobre. Bonne santé habituelle. Malade depuis huit jours. Pour la première fois, douleurs et gonflement des articulations du genou et du cou-de-pied plus marqués à gauche. Sueurs abondantes, pas d'appétit : Rien au cœur et aux poumons ; on donne du salicylate de soude, 6 gr.

19 octobre. — Le malade mange pour la première fois à dix heures du matin. Urine très chargée d'urates.

22 octobre. — Urine très abondante et très claire.

	Acidité de 1000cc correspond à	
Le 18 octobre, matin, T. 38,5.....	2 08	de soude anhydre.
— soir, T. 39,3.....	2gr 20	—
Le 19, matin, T. 38,3............	1 52	—
— soir, T. 38,7............	3 64	—
Le 20, matin, T. 37............	4 24	—
— soir, T. 37,3............	3 20	—
Le 21, matin, T. 37,5............	2 52	—
— soir, T. 37,2............	3 76	—
Le 22, matin, on ne prend plus la température............	2 20	—
soir............	2 08	—
Le 23, matin............	1 16	—
— soir............	1 36	—
Le 24, matin............	1 48	—
— soir............	1 76	—

Réflexions. — Dans le rhumatisme articulaire aigu, il y a une augmentation assez notable de l'acidité, qui se comporte selon la courbe que nous avons établie. Dans le rhumatisme subaigu il y a peu d'acidité ainsi que le prouve l'observation suivante.

OBSERVATION N° XII

Salle Sainte-Elisabeth. — Lit n° 11.

RHUMATISME SUBAIGU

N..., âgé de 13 ans, entre à l'hôpital le 8 février. Pas de manifestations rhumatismales chez les parents. Le malade est atteint pour la première fois de douleurs peu vives sans gonflement dans les articulations du cou-de-pied. Pas de fièvre, pas de moiteur de la peau. Appétit conservé. Rien au cœur.

	Acidité de 1000cc correspond à	
Le 9 février, matin, T. 38........	2gr 60	de soude anhydre.
— soir, T. 37,2........	2 32	—
Le 10, matin, T. 37...............	2 88	—
— soir, T. 37,3...............	2 96	—
Le 11, matin, T. 37,1.............	2 20	—
— soir, T. 37,2	1 96	—
Le 12, matin. Pas de température.	1 28	—

OBSERVATION N° XIII

Salle Sainte-Elisabeth. — Lit n° 32.

GOUTTE SATURNINE CHRONIQUE.

Pellegrin Louis, typographe, âgé de 45 ans, exerce son état depuis l'âge de 13 ans. Bonne santé jusqu'à l'âge de

37 ans, époque à laquelle il éprouva de violentes douleurs dans l'articulation métatarso-phalangienne gauche qui disparurent au bout de quinze jours. Ces accès se reproduisirent tous les six mois; vers la troisième attaque, déviation du gros orteil et dépôts tophacés à l'extrémité du premier métatarsien. Les accès suivants furent marqués par la rétraction du triceps, l'ankylose des articulations des deux pieds.

Il y a quatre ans, les membres supérieurs furent pris. A partir de ce moment le malade eut quatre accès par an au lieu de deux et il se fit des dépôts tophacés dans les articulations du genou et des membres supérieurs. Pendant les accès, le malade vomit et a le ventre météorisé.

Actuellement les douleurs occupent surtout les membres inférieurs. On constate des râles sous-crépitants fins à gauche, de la céphalalgie, on donne du vin de colchique. Le malade souffre surtout la nuit.

	Acidité de 1000^cc correspond à	
Le 13 novembre, soir, T. 38,4....	1gr 76	de soude anhydre.
Le 18, matin, T. 37,9............	1 92	—
— soir, T. 38,1..............	1 60	—
Le 19, matin, T. 37,6...........	1 64	—
— soir, 37,7................	1 72	—
Le 20, matin, T.37,2............	1 96	—
— soir, T. 37,8..............	1 76	—
Le 21, matin, T.37,6............	2 20	—
— soir, T. 37,1..............	1 64	—

Réflexions. — Dans cette observation, l'acidité relativement assez faible, doit sans doute être attribuée à la chronicité de la maladie.

OBSERVATION Nº XIV

Salle Sainte-Elisabeth. — Lit nº 21.

FIÈVRE INTERMITTENTE TIERCE

J. J..., journalier, âgé de 46 ans, entré à l'hôpital le 7 novembre. Bonne santé habituelle jusqu'à il y a huit ans. A cette époque il aurait expectoré du sang. Il partit en Algérie l'année dernière et travailla durant l'été aux fortifications. Au mois d'août il fut pris d'accès intermittents caractérisés par une sensation de lourdeur céphalique, chaleur générale et par des sueurs. Les accès se renouvelaient tous les deux jours et commençaient à neuf heures du matin. On coupa ces accès par du sulfate de quinine et le malade s'embarqua pour la France. Accès pendant la traversée qui se différencièrent des premiers par stade de frisson. Entrée à l'hôpital d'Avignon. Actuellement, facies terreux, digestion bonne. Rate facilement perceptible, on donne de la quinine.

7 novembre. — Jour sans accès.

Soir. Pas de température. Acidité de 1,000 cc correspond à 1 gr, 72 de soude anhydre.

8. — Le frisson commence à 7 heures du matin.

Urine de 9 heures, T. 40,2	1 gr 28
Urine de midi	0 84
Urine de 2 heures du soir	0 72
Urine de 4 heures, T. 40,6	0 84
Urine de 6 heures	0 72
Urine de 10 heures	1 16
9. — Matin, T, 38,2	1 84
— Soir, T, 37,4	1 36

Le malade n'a pas son accès qui a été coupé par du sulfate de quinine.

Réflexions. — Cette diminution très grande de l'acidité, malgré une température élevée, est en rapport avec l'élimination par les sueurs d'une partie de l'acide formé dans l'organisme.

OBSERVATION N° XV

Salle Sainte-Marie. — Lit n° 43.

FIÈVRE SYNOQUE

J. St-M..., domestique, âgée de 34 ans, est malade depuis dix jours. Appétit diminué, pas de nausées ni de vomissements. Constipation plus marquée qu'à l'ordinaire, sensation de congestion céphalique et de froid aux extrémités. Actuellement la malade se plaint de bourdonnements d'oreilles et d'éblouissements. Elle a de l'insomnie et des palpitations auxquelles elle est sujette depuis quelques années. Pas d'épistaxis, pas de troubles menstruels. Elle est abattue, la langue est saburrale. On provoque du gargouillement, mais pas de douleur, par la pression sur la fosse iliaque droite. La rate et le foie ont leur volume normal. Rien au cœur et aux poumons. Urine ne renferme pas d'albumine mais beaucoup d'urate.

20 janvier. — Une bouteille d'eau de Sedlitz.

	Acidité de 1000cc correspond à	
Le 25, matin, T. 37,9............	2gr 60	de soude anhydre.
— soir, T. 37,4..............	2 48	—
Le 26, matin, T. 37.............	3 52	—
— soir, T. 37,5.............	3 40	—
Le 27, matin, T. 37,6...........	2 84	—
— soir, T. 37,2.............	2 60	—
Le 28, matin, T. 37,5...........	1 72	—
— soir, T. 37,2.............	1 84	—

Réflexions. — L'influence de la crise est ici très évidente.

OBSERVATION N° XVI

Salle Sainte-Elisabeth. — Lit n°16.

FIÈVRE TYPHOÏDE

F. Mar..., âgé de 54 ans, entre à l'hôpital le 11 janvier. Bonne santé habituelle, un peu d'alcoolisme. La maladie a débuté brusquement, par un violent mal de tête et la perte de l'appétit, il y a sept jours. Le malade n'avait pas commis d'excès la veille et se trouvait dans une cave froide. Pas d'épistaxis. Actuellement, le malade est abattu, prostré, mais a conservé son intelligence. Il a de l'insomnie et un violent mal de tête. Sa langue est rouge sur les bords, blanche au milieu. La peau est chaude et moite. Pouls dicrote, fréquent. Pas de taches rosées sur l'abdomen. On ne trouve pas de gargouillement, mais la pression sur la fosse iliaque droite détermine de la douleur. Pas de diarrhée. Le malade a des nausées, mais ne vomit pas. Artères athéromateuses.

On constate des râles sous-crépitants moyens à la base des deux poumons, mais ils sont plus marqués à droite, on donne un léger purgatif et du sulfate de quiquine qui est continué pendant toute la durée de la maladie.

Le 16 janvier. On donne un œuf dans du bouillon.

Le 27 janvier. On autorise quelques aliments.

	Acidité de 1000cc correspond à		
Le 11 janvier, soir, T. 40, 6......	4gr	08	de soude anhydre
Le 12, matin, T. 39,9............	3	56	—
— soir, T. 40...............	2	96	—
Le 13, matin, T. 39,5............	2	84	—
— soir, T. 40...............	2	20	—
Le 14, matin, T. 39,8............	2	08	—
— soir, T. 39,4..............	1	96	—
Le 15, matin, T. 38,6............	2	08	—

	Acidité de 1000°° correspond à		
Le 15, soir, T. 40	2	20	de soude anhydre.
Le 16, matin, T. 39,8	2	72	—
— soir, T. 40	2	84	—
Le 17, matin, T. 39,4	2	20	—
— soir, T. 39. Pas d'urine			—
Le 18, matin, T. 39,2	1	84	—
— soir, T. 39	1	96	—
Le 19, matin, T. 38,6	1	92	—
— soir, T. 38	1	48	—
Le 20, matin, T. 39,6	1	84	—
— soir, T. 38	1	64	-
Le 21, matin, T. 37,6	2	04	—
— soir, T. 39,4	1	60	—
Le 22, matin, T. 38	1	84	—
— soir, T. 38,8	1	48	—
Le 23, matin, T. 38,6	2	32	—
— soir, T. 38,8	2	20	—
Le 24, matin, T. 38,4	2	16	—
— soir, T. 39	2	08	—
Le 25, matin, T. 38,4	3	56	—
— soir, T. 38,4	3	28	—
Le 26, matin, T. 37,6	3	52	—
— soir, T. 38,4	3	08	—
Le 27, matin, T. 37,8	2	72	—
— soir, T. 38,5	2	52	—
Le 28, matin, T. 37	2	20	—
— soir, T. 38,2	1	48	—
Le 29, matin, T. 37,5	1	64	—
— soir, T. 38,2	1	16	—
Le 30, matin, T. 37,2	1	40	—
— soir, T. 38,1	1	24	—
Le 31, matin, T. 37,5	1	52	—
— soir, T. 38	1	16	—
Le 1er février, matin, T. 37,2	1	72	—
— soir, T. 37,5	1	28	—

Réflexions. — Cette importante observation peut être considérée comme un type de la marche de l'acidité dans les états fébriles.

OBSERVATION N° XVII

Salle Sainte-Elisabeth. — Lit n° 43.

SCARLATINE

X..., entre à l'hôpital le 19 décembre 1883. Bonne santé habituelle, dix-huit ans. Il y a sept jours, le malade eût deux vomissements de bile, un mal de gorge intense, des frissons et de la fièvre. Hier matin l'éruption apparut, on la trouve plus marquée au cou et sur le corps qu'au visage. Elle est composée d'un piqueté rouge très confluent. Peau chaude et sèche. La langue est saburrale sur les bords, et sur la pointe on trouve quelques papilles très rouges.

Les amygdales et le fond de la gorge présentent une teinte rouge très prononcée.

Anorexie, céphalalgie. Rien au cœur et aux poumons. Pas d'albumine dans l'urine.

	Acidité de 1000 correspond à	
Le 19 décembre, soir, T. 39, 3	4g 76	de soude anhydre.
Le 20, matin, T. 38, 5	4 52	—
— soir, T. 39, 7	4 12	—
Le 21, matin, T. 38, 4	2 84	—
— soir, T. 39, 4	2 60	—
Le 22, matin, T. 38, 5	1 28	—
— soir, T. 38, 3	1 36	—
Le 23, matin, T. 37, 7	1 08	—
— soir, T. 38	0 60	—
Le 24, matin, T. 37, 5	0 68	—
— soir, T. 37, 8	0 52	—

OBSERVATION N° XVIII.

Salle St-Joseph. — Lit n° 23. — Hôpital de la Croix-Rousse

VARIOLE CONFLUENTE

Paron, J. 19 ans, cultivateur, entre à l'hôpital le 1er janvier 1884. Non vacciné. Est venu voir le 16 décembre 1883, sa sœur qui est en traitement pour la variole, salle St-Jean. Le 25 décembre au soir, le malade éprouva de la céphalalgie et de la courbature. Angine légère. Le 30 décembre début de l'éruption. Variole cohérente.

7 janvier. — Aucune lésion appréciable. Rien au cœur et aux poumons. Pas d'évacuations alvines depuis une semaine environ. Le malade meurt dans la nuit du 7 au 8 janvier d'une façon assez brusque. Vers 9 heures du soir, il manifesta de l'agitation, voulut se lever. Yeux hagards, hallucinations. Bientôt attaque épileptiforme avec convulsions toniques, puis cloniques. Écume à la bouche, perte de connaissance, coma et mort à 11 heures du soir.

Autopsie. — Rien dans les centres nerveux, rien au cœur. Poumons fortement congestionnés.

Traitement. — Potion avec extrait de quinquina 2 gr. rhum, lait.

	Acidité de 1000cc correspond à	
Le 2 janvier soir, T. 38, 9	3g 59	de soude anhydre.
Le 3, matin, T. 38, 7	3 64	—
— soir, T. 39, 9	3 32	—
Le 4, matin, T. 40	3 52	—
— soir, T. 40, 4	3 20	—
Le 5, matin, 40, 4	3 32	—
— soir, T. 41, 6	2 76	—
Le 6, matin, 40	2 16	—
— soir, T. 41, 7	1 96	—
Le 7, matin, T, 40, 5	1 48	—
— soir, T. 40, 7	1 24	—

OBSERVATION N° XIX

Salle Saint-Jean — Lit n° 23. — Hôpital de la Croix-Rousse.

VARIOLOIDE DISCRÈTE.

Genin Marie, 20 ans, dévideuse, entre à l'hôpital le 1er janvier 1884. Vaccinée dans l'enfance. Début de l'invasion le 29 décembre au matin. Céphalalgie, courbature, pas de rachialgie. Début de l'éruption dans la nuit du 30 au 31 décembre 1883. Pas d'épistaxis. Pharyngite douloureuse.

Traitement. — Potion extrait de quinquina 2 gr. Vin.

	Acidité de 1000[cc] correspond à	
Le 2 janvier, matin, T. 38........	3gr 44	de soude anhydre,
— soir, T. 38,2		—
Le 3, matin, T. 38,6..............	3 16	—
— soir, T. 39		—
Le 4, matin, T. 38,6..............	3 76	—
— soir, T. 38,8		—
Le 5, matin, T. 38,1..............	3	—
— soir, T. 37,8		—
Le 6, matin, T. 37,8..............	2 96	—
— soir, T. 37,8		—
Le 7, matin, T. 37,6..............	2 28	—
— soir, T. 37,5		—
Le 8, matin, pas de température...	1 96	—
— soir, —		—
Le 9, matin, —	2 32	—
— soir, —		—

Réflexions. — On constate dans les fièvres éruptives une grande acidité au début et pendant la période d'état et une diminution de cette acidité au moment où la température baisse.

CHAPITRE IV

Nous avons expérimenté pendant cinquante jours sur une chienne que nous avons soumise à différents régimes. Nous lui avons donné tantôt exclusivement de la viande, tantôt de la soupe. D'un autre côté, nous avons voulu nous rendre compte de l'influence de l'abstinence et de l'absorption d'une solution d'acide chlorhydrique sur l'acidité de l'urine. Les chiffres suivants expriment les résultats auxquels nous sommes arrivés.

Le 11 décembre 1883, la chienne boit 150 gr. de solution d'acide chlorhydrique ainsi faite :

Eau 1000 grammes
Acide 60 grammes

Elle vomit de la viande.

		Acidité absolue éval. en soude an.	Acidité relative p. 1000cc d'urine
Le 12 décembre...	285cc d'urine	1gr 599	6gr 56
Le 13	310 id.	1 835	5 92

La veille elle n'avait pas pris de viande.

Le 14	110cc d'urine	0gr 822	7 48

On ne lui avait rien donné à boire la veille, mais elle avait mangé de la viande.

Le 15	250cc d'urine	1gr 330	5gr 32

Elle a bu la veille la même quantité de liquide que le 12 et a vécu d'un régime mixte.

Le 16.............	120cc d'urine	0gr 758	6gr 32

La chienne, à partir du 15 et pendant les jours qui vont suivre mange surtout de la viande.

		Acidité absolue éval. en soude an.	Acidité relative p. 1000cc d'urine
Le 17	215cc d'urine	1gr 238	5gr 76
Le 18	380 id.	1 930	5 08
Le 19	320 id.	1 561	4 88
Le 20	320 id.	1 497	4 68
Le 21	425 id.	1 989	4 68
Le 22	325 id.	1 339	4 12
Le 23	285 id.	1 356	4 76
Le 24	250 id.	1 110	4 44
Le 26	550 id.	2 618	4 76

L'urine du 26 est mélangée à celle du 25

Le 27	250cc d'urine	1gr 270	5gr 08

Le 28, pas d'urine par suite de son mélange avec vomissement déterminé par acide qui a été donné le 27 au soir.

Le 29	275cc d'urine	1gr 254	4gr 56
Le 30	150 id.	0 930	6 20

On a fait prendre la veille une double dose d'acide qui a déterminé aussi vomissement.

			Acidité absolue éval. en soude an.	Acidité relative p. 1000cc d'urine
Le 31	200cc d'urine		1gr 184	5gr 92
Le 1er janvier	215	id.	1 290	6
Le 2	250	id.	1 610	6 44
Le 3	220	id.	1 276	5 80
Le 4	190	id.	0 927	4 88
Le 5	150	id.	0 984	6 56
Le 6	220	id.	1 152	5 24
Le 7	100	id.	0 520	5 20
Le 8	170	id.	1 094	6 44
Le 9	150	id.	0 970	6 48

Le 10, on examine pas l'urine par suite de son mélange avec vomissement déterminé par acide qui a été donné le 9 janvier.

			Acidité absolue éval. en soude an.	Acidité relative p. 1000cc d'urine
Le 11	240cc d'urine		1gr 526	6gr 36
Le 12	250	id.	1 470	5 88
Le 13	1400	id.	2 688	1 92

A partir du 12 jusqu'au 18 la viande a été remplacée par de la soupe.

			Acidité absolue éval. en soude an.	Acidité relative p. 1000cc d'urine
Le 14	950cc d'urine		1gr 444	1gr 52
Le 15	1340	id.	2 197	1 64
Le 16	1500	id.	2 940	1 96
Le 17	1700	id.	3 944	2 32
Le 18	1300	id.	2 236	1 72
On donne de la viande le 18 au soir.				
Le 19	375cc d'urine		1gr 410	3gr 76
On ne donne aucun aliment à la chienne.				
Le 20	220cc d'urine		0gr 748	3gr 40
Le 21	180	id.	1 209	6 72
Le 22	100	id.	0 688	6 88
Le 23	120	id.	1 008	8 40
Le 24	2050	id.	3 936	1 92

On a donné de la soupe la veille et on continuece genre d'alimentation jusqu'au 28.

		Acidité absolue éval. en soude an.	Acidité relative p. 1000cc d'urine
Le 25	1700cc d'urine	2gr 176	1gr 28
Le 26	2500 id.	1 8	0 72
Le 27	1800 id.	1 08	0 60
Le 28	1500 id.	0 825	0 55

On donne de la viande.

Le 29	350cc d'urine	0 952	2 72
Le 30	240 id.	0 979	4 08

La chienne n'a pas mangé pendant la journée du 30.

Le 31	150cc d'urine	0gr 636	0gr 424.

Le 1er février, on donne de l'acide, la chienne meurt.

CHAPITRE V

Opinions des auteurs sur la nature de l'acide libre de l'urine.

On admet généralement aujourd'hui que l'acidité de l'urine est due au phosphate acide de soude. Cependant les chimistes ont été longtemps en désaccord.

Les premiers travaux remontent au commencement du siècle. L'acidité de l'urine pour Vauquelin est due à l'acide acétique. A la même époque (1806), Thénard, dans un mémoire sur l'acide de la sueur et de l'urine confirme l'opinion de Vauquelin.

Berzélius en 1810 conclut à la présence de l'acide lactique.

En 1824, dans un mémoire sur les causes qui peuvent amener les maladies des reins, Prout est d'avis que l'acide urique n'existe pas dans l'urine à l'état libre, opinion adoptée par Donné et Royer. Toutefois, pour ce dernier, la véritable cause de l'acidité de l'urine est l'acide lactique.

En 1847 Vigla et Quévenne cherchent à démontrer que le réaction acide de l'urine est due à l'acide urique existant en majeure partie à l'état libre.

Lehmann signale la présence de l'acide hippurique dans l'urine. Quelques années auparavant, Liebig montrait que les phosphates basiques étaient transformés en phosphates neutres et même acides par l'acide urique. Il montrait ainsi que le phosphate acide de soude prenait une large part dans la réaction acide de l'urine.

Robin et Verdeil (*Chimie anat.* — Paris 1853 — t. II) puis Bence Jones, Golding Bird, Neubauer et Vogel attribuent l'acidité de l'urine au phosphate acide. Cette opinion est partagée par Beraud et Béclard.

Tudichum (1) décrit dans l'urine normale l'acide cryptophanique.

Pour H. Byasson (2), dans une étude sur les causes de la réaction acide de l'urine normale chez l'homme et de sa variation, l'acidité de l'urine n'est pas due aux phosphates acides de soude, mais aux acides urique, carbonique et hippurique. Il donne pour raison que les acides urique et hippurique ne peuvent pas à la température ordinaire décomposer le phosphate neutre de soude. En mettant de l'urine du matin franchement acide dans une éprouvette et en la recouvrant d'huile de pétrole, il constate au bout de vingt-quatre

(1) *Gazette hebdom. de médecine et de chirurgie*, 1870.

(2) *Journ. de l'anat. et de phy.* par Ch. Robin 1872, t. VIII, p. 383.

heures des cristaux d'acide urique qui se sont déposés.

Si, d'après Donath, on prend de l'urine fraîche et si on la concentre par la congélation après l'avoir agitée avec de l'éther, on constate qu'elle abandonne de l'acide hippurique.

Maly (1) ne partage pas l'opinion de Byasson. Pour lui, l'acide urique ou l'acide hippurique peuvent déplacer en partie un autre acide de ses combinaisons avec les bases.

C'est ainsi que ces acides peuvent former un phosphate acide monobasique aux dépens d'un phosphate bibasique alcalin.

Staedeler cite aussi des acides volatils tels que acide phénique, taurylique et damalique.

Il serait superflu de critiquer telle ou telle de ces opinions, attendu que tous les corps énumérés plus haut peuvent se trouver dans l'urine. Mais si l'on cherche la part prise par chacun d'eux dans la réaction acide de l'urine, nous dirons que le phosphate de soude joue vraisemblablement le plus grand rôle. Quant à savoir si l'acidité de l'urine mise en évidence par les réactifs est due à un acide libre ou à un acide combiné avec des bases, il est très difficile de s'en rendre compte sans une analyse minutieuse, par les procédés connus, de tous les sels et acides contenus dans l'urine. Et la discussion serait-elle encore possible quand il s'agirait de déterminer quel est le corps qui a la plus grande influence sur la réaction acide de l'urine.

(1) Revue critique sur les bases et acides de l'organisme dans *Revue mensuelle de médecine et de chirurgie*, par M. P. Cazeneuve.

Le dosage brut de l'acidité de l'urine n'exige pas la connaissance de la nature et de l'état des corps qui donnent à l'urine son acidité.

Mais comment se fait-il que le sang étant alcalin, l'urine soit généralement acide, M. Posch nous en donne une curieuse explication dans le mécanisme de la sécrétion urinaire.

Dans des recherches faites dans le laboratoire de Maly, il démontre que si l'on place dans un appareil dyaliseur une dissolution de phosphate bisodé alcalin et de phosphate monosodé acide, c'est surtout le phosphate monosodé acide qui traverse le papier parchemin ou les membranes animales, tandis que le phosphate bisodé s'accumule dans le dyaliseur.

Ces résultats ont encore l'avantage de prouver que la réaction acide de l'urine est bien due au phosphate acide. En effet, si l'on adopte cette opinion, on peut comprendre facilement le rôle des reins, comparable à un dyaliseur qui laisse passer le phosphate acide provenant de l'action des acides urique, carbonique et même hippurique sur le phosphate bisodé alcalin.

Il est évident que si le sang est très alcalin, l'urine sera neutre ou alcaline jusqu'à ce que le sang se soit débarrassé de cet excès d'alcali. Les expériences de Bence Jones sont tout à fait positives à ce sujet. Il expérimente avec une dissolution de six grammes de tartrate de potasse et trouve l'urine alcaline au bout de vingt-cinq minutes. Mais la réaction alcaline disparaît deux heures après. Ne serait-on pas en droit de penser que les aliments agissent de même.

CONCLUSIONS.

Acidité de l'urine à l'état physiologique.

I. Il nous a paru, à en juger d'après deux expériences faites sur un sujet sain, que la *nuit*, l'acidité relative de l'urine (c'est-à-dire la quantité d'acide contenue dans 1000 c. c.) et l'acidité absolue (c'est-à-dire la quantité d'acide excrétée pendant un temps donné) sont plus grandes que le *jour*.

II. L'acidité absolue de l'urine est plus grande trois heures après les repas qu'à tout autre moment de la journée, mais l'acidité relative est moindre.

Acidité relative de l'urine fébrile.

III. De toutes les maladies aiguës que nous avons étudiées, ce sont la variole, la scarlatine ainsi que le rhumatisme articulaire aigu qui nous ont paru présenter la plus grande acidité relative.

IV. Nous avons eu très peu d'acidité dans un cas de fièvre intermittente, ce qui s'explique par la sudation.

V. C'est dans la période fébrile initiale et à la crise qu'on constate en général la plus forte acidité relative.

VI. Les chiffres de l'acidité relative de l'urine fébrile sont compris le plus généralement entre 1 gr. 16 et 4 gr. 76 de soude anhydre.

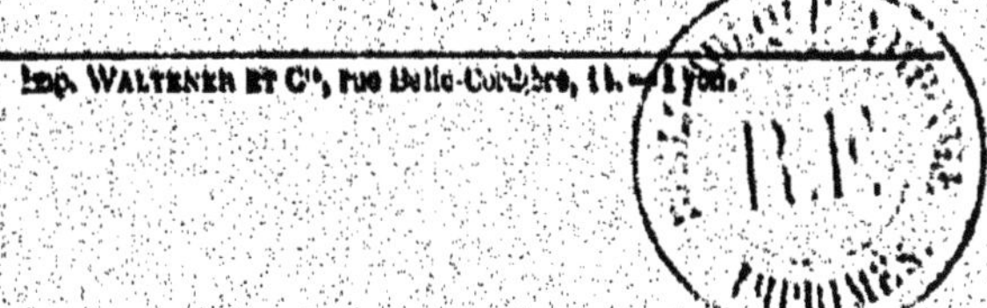

Imp. Waltener et Cie, rue Belle-Cordière, 11. — Lyon.

www.ingramcontent.com/pod-product-compliance
Ingram Content Group UK Ltd.
Pitfield, Milton Keynes, MK11 3LW, UK
UKHW022136190726
13855UKWH00003B/1173